NCCN Guidelines for Patients®

O guia essencial para pessoas que estão enfrentando o câncer.

Baseado em recomendações de tratamento elaboradas pelos principais especialistas em câncer.

Explica o tratamento oncológico de alta qualidade oferecido em centros de tratamento de câncer de última geração.

Revisado e atualizado todos os anos.

Você sabia que os principais centros de oncologia nos Estados Unidos trabalham em conjunto para melhorar o tratamento oncológico? Essa aliança dos principais centros de oncologia é chamada de National Comprehensive Cancer Network® (NCCN®).

Como o tratamento oncológico está em constante evolução, a NCCN desenvolve e atualiza frequentemente as recomendações de tratamento baseadas em evidências, utilizadas por profissionais de saúde em todo o mundo. Essas recomendações são conhecidas como NCCN Clinical Practice Guidelines in Oncology (NCCN Guidelines®).

As NCCN Guidelines for Patients explicam essas recomendações de especialistas de forma clara, para que você possa conversar com sua equipe de tratamento sobre o melhor tratamento para o seu caso.

As NCCN Guidelines for Patients são baseadas nas NCCN Guidelines® para Rastreamento de câncer de pulmão, versão 1.2026 — 16 de setembro de 2025.

Consulte as NCCN Guidelines for Patients gratuitamente on-line: NCCN.org/patientguidelines

Encontre um centro de oncologia da NCCN perto de você: NCCN.org/cancercenters

Saiba como as NCCN Guidelines for Patients são desenvolvidas: NCCN.org/patient-guidelines-process

Conecte-se conosco

@NCCNorg @NCCNVideo NCCN @NCCNorg

AF800792

Apoiadores

NATIONAL COMPREHENSIVE CANCER NETWORK®
NCCN FOUNDATION
Guiding Treatment. Changing Lives.

As NCCN Guidelines for Patients têm o apoio e o financiamento da NCCN Foundation®

A NCCN Foundation agradece aos seguintes apoiadores corporativos por ajudar a disponibilizar as NCCN Guidelines for Patients: AstraZeneca e Lilly.

A NCCN adapta, atualiza e organiza as NCCN Guidelines for Patients de forma independente. Nossos apoiadores corporativos não participam do desenvolvimento das NCCN Guidelines for Patients e não são responsáveis pelo conteúdo e pelas recomendações nelas contidas.

Para fazer uma doação, acesse NCCNFoundation.org/Donate

Para saber mais, acesse on-line NCCN.org/patientguidelines ou por e-mail PatientGuidelines@NCCN.org

Sumário

4 Capítulo 1
Sobre o rastreamento de câncer de pulmão

7 Capítulo 2
Decidindo iniciar o rastreamento do câncer de pulmão

15 Capítulo 3
Fazendo o primeiro exame de rastreamento

25 Capítulo 4
Próximos passos de tratamento para um nódulo pulmonar sólido

31 Capítulo 5
Próximos passos de tratamento para um nódulo pulmonar não sólido

35 Capítulo 6
Próximos passos de tratamento para um nódulo parcialmente sólido

40 Capítulo 7
Testes para diagnóstico do câncer de pulmão

45 Capítulo 8
Outros recursos

49 Termos que você precisa conhecer

51 Colaboradores da NCCN

52 Centros de oncologia da NCCN

54 Índice

A NCCN Foundation busca apoiar os milhões de pacientes e suas famílias afetados por um diagnóstico de câncer pelo financiamento e distribuição das NCCN Guidelines for Patients. A NCCN Foundation também está comprometida com o avanço do tratamento oncológico por meio do financiamento de médicos promissores do país no centro de inovação em pesquisa sobre o câncer. Para obter mais informações e acessar a biblioteca completa de recursos para o paciente e cuidadores, acesse NCCN.org/patients.

National Comprehensive Cancer Network (NCCN) e NCCN Foundation
3025 Chemical Road, Suite 100, Plymouth Meeting, PA 19462 USA

1

Sobre o rastreamento de câncer de pulmão

5 O que é o rastreamento do câncer de pulmão?

5 Devo fazer o rastreamento do câncer de pulmão?

5 Como é feito o rastreamento do câncer de pulmão?

6 Como posso receber o melhor tratamento?

Para pessoas com risco de desenvolver câncer de pulmão, o rastreamento regular pode ajudar a identificar a doença em estágios mais iniciais e mais tratáveis. É nesse momento que o câncer de pulmão tem maior chance de cura. Este guia apresenta informações sobre fatores de risco para câncer de pulmão e exames de rastreamento para ajudar você a tomar decisões informadas junto com sua equipe de tratamento.

O que é o rastreamento do câncer de pulmão?

O rastreamento do câncer de pulmão consiste na realização periódica de exames para identificar sinais da doença. O objetivo é detectar o câncer de pulmão em estágio inicial, antes do surgimento de sintomas. É nessa fase que o tratamento tem maiores chances de sucesso.

O que é câncer de pulmão?

O câncer de pulmão ocorre quando há uma alteração no processo natural das células pulmonares. Ele acontece quando as células do pulmão desenvolvem alterações genéticas que permitem que se multipliquem e cresçam de forma descontrolada. Essas células anormais podem substituir as células normais do pulmão. As células do câncer de pulmão também podem se espalhar do pulmão para outras partes do corpo.

O câncer de pulmão causa mais mortes do que qualquer outro tipo de câncer. O alto número de mortes se deve, em parte, porque o câncer de pulmão muitas vezes só é diagnosticado em estágios avançados. O rastreamento pode ajudar a detectar o câncer de pulmão em estágio inicial, quando há maior chance de cura.

Devo fazer o rastreamento do câncer de pulmão?

A decisão de iniciar o rastreamento depende do seu risco para câncer de pulmão. Especialistas recomendam o rastreamento do câncer de pulmão apenas para pessoas com maior risco. Por isso, a maioria das pessoas não precisa realizá-lo. Leia o Capítulo 2 para saber se você apresenta maior risco para câncer de pulmão. Esse capítulo também explica outros fatores a considerar ao decidir se deve iniciar um programa de rastreamento do câncer de pulmão.

Como é feito o rastreamento do câncer de pulmão?

O rastreamento do câncer de pulmão é realizado por meio de um exame de imagem que produz imagens do interior do tórax. O Capítulo 3 descreve o primeiro exame de imagem e como o câncer de pulmão pode aparecer nas imagens.

Um médico radiologista avaliará as imagens e será definido um plano com os próximos passos da investigação. Algumas pessoas realizam o próximo exame de rastreamento após um ano, enquanto outras precisam repetir o exame mais cedo, dependendo dos achados. As recomendações para os próximos passos são apresentadas nos Capítulos 4 a 6.

Se a equipe de saúde suspeitar de câncer de pulmão, o tecido pulmonar anormal será removido e analisado. A análise do tecido para diagnóstico de câncer de pulmão é abordada no Capítulo 7.

Como posso receber o melhor tratamento?

Defenda seus interesses. Você tem um papel importante a exercer no seu tratamento. Muitas pessoas se sentem mais satisfeitas quando participam ativamente das decisões sobre o rastreamento do câncer.

As NCCN Guidelines for Patients ajudam você a ter um papel mais ativo no seu tratamento. Converse com sua equipe de tratamento sobre as recomendações apresentadas neste guia. Faça perguntas sobre suas opções e compartilhe seus objetivos e preocupações.

Não sabe o que perguntar? Você não está sozinho. Por isso, incluímos sugestões de perguntas no fim dos capítulos.

Continue a leitura para encontrar o melhor tratamento para você.

Como este guia pode ajudar você

Tomar decisões sobre o tratamento do câncer pode ser estressante. Há muito o que aprender e nem sempre é possível saber o que o futuro reserva.

Use este guia para obter as informações e o apoio de que você precisa.

Pacientes, médicos e outros profissionais de saúde confiam nas NCCN Guidelines for Patients. Este guia usa uma linguagem clara e acessível para explicar as recomendações atuais de tratamento oncológico elaboradas por especialistas renomados na área. Essas recomendações são baseadas nas pesquisas mais recentes e nas práticas adotadas em renomados centros de oncologia.

Sua saúde é única e o seu tratamento de câncer também deve ser. Ao longo da leitura deste guia, você conhecerá quais tratamentos mais provavelmente oferecerão os melhores resultados para o seu caso. E estará mais preparado para conversar com a sua equipe de tratamento.

2

Decidindo iniciar o rastreamento do câncer de pulmão

8 Fatores de risco para câncer de pulmão

11 Descubra o seu nível de risco

11 Motivos pelos quais o rastreamento do câncer de pulmão pode não ser recomendado

12 Motivos pelos quais o rastreamento do câncer de pulmão pode ser recomendado

13 Riscos e benefícios do rastreamento de câncer de pulmão

14 Pontos importantes

14 Perguntas a fazer

Algumas pessoas têm maior probabilidade do que outras de desenvolver câncer de pulmão. Pessoas com maior risco podem se beneficiar da participação em um programa de rastreamento de câncer de pulmão. Continue a leitura para entender como decidir se o rastreamento de câncer de pulmão é adequado para você.

Neste capítulo, você encontrará informações sobre fatores de risco para câncer de pulmão. Você também aprenderá como as equipes de tratamento avaliam quem apresenta maior ou menor risco de desenvolver câncer de pulmão. Os riscos e benefícios do rastreamento do câncer de pulmão serão apresentados.

Fatores de risco para câncer de pulmão

Risco é a probabilidade de desenvolver câncer de pulmão. Todas as pessoas têm algum risco de desenvolver câncer de pulmão. No entanto, algumas pessoas apresentam risco maior do que outras. Fatores que podem aumentar o risco de uma pessoa desenvolver câncer de pulmão incluem:

- Aspectos relacionados à saúde e ao estilo de vida.
- Fatores ambientais, como substâncias presentes no ar que respiramos.
- Características transmitidas dos pais biológicos para os filhos por meio dos genes. Os genes orientam as células do seu corpo sobre como se desenvolver e funcionar.

Sua equipe de atenção primária avaliará se você possui fatores de risco conhecidos para câncer de pulmão por meio de perguntas sobre os temas de saúde apresentados no **Guia 1**.

Guia 1 **Tópicos para avaliar o risco de câncer de pulmão**
Histórico de tabagismo
Exposição ao radônio
Exposição ao amianto e a outros agentes causadores de câncer
Histórico pessoal de câncer
Tratamento prévio com radioterapia na região do tórax
Histórico familiar de câncer de pulmão em parentes de primeiro grau (pais, filhos e irmãos)
Histórico de DPOC (doença pulmonar obstrutiva crônica) ou fibrose pulmonar
Exposição ao tabagismo passivo

Tabagismo

Fumar cigarros é o principal fator de risco para câncer de pulmão.

Pessoas que nunca fumaram têm menor probabilidade de desenvolver câncer de pulmão do que aquelas que já fumaram.

Para avaliar o seu risco, sua equipe de tratamento fará perguntas sobre:

- quanto você fumou;
- por quantos anos você fumou;
- há quanto tempo você parou de fumar.

Lembre-se:

- Se você não fuma, é importante não começar agora.
- Se você fuma, sua equipe de tratamento poderá oferecer apoio e recursos para ajudar você a fumar menos ou parar de fumar. Sua chance de desenvolver câncer de pulmão diminui quando você para de fumar.
- Se você fumou no passado e já parou, sua equipe de tratamento poderá oferecer apoio para ajudar a evitar que você volte a fumar.
- O rastreamento de câncer de pulmão não deve ser utilizado como substituto para parar de fumar.

Exposição ao radônio

O radônio é um gás radioativo encontrado na natureza que pode causar câncer de pulmão. O radônio é liberado pelo solo e por rochas e pode entrar em edifícios e residências. O gás radônio não pode ser visto nem sentido pelo cheiro, mas pode ser detectado por meio de testes.

Pessoas expostas ao radônio não apresentam sintomas imediatamente. No entanto, respirar radônio ao longo do tempo é muito perigoso para os pulmões.

Altas concentrações de radônio já foram encontradas em residências em diversas regiões dos Estados Unidos. A Environmental Protection Agency (EPA) disponibiliza mapas das zonas de radônio e documentos de apoio por estado em: epa.gov/radon/epa-maps-radon-zones-and-supporting-documents-state.

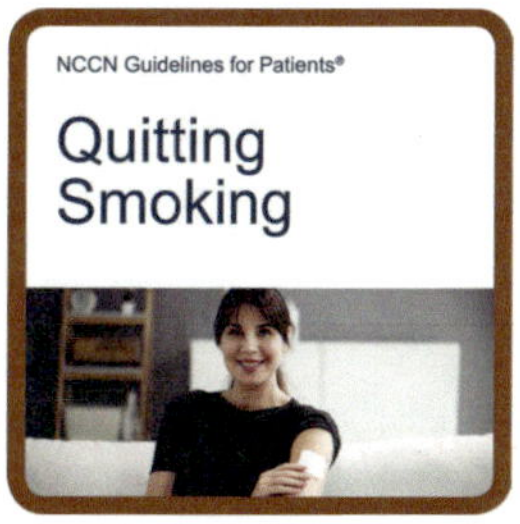

Se você fuma, procure ajuda para parar

Parar de fumar reduzirá o seu risco de desenvolver câncer de pulmão. Conheça estratégias para parar de fumar nas *NCCN Guidelines for Patients: parar de fumar,* disponíveis em NCCN.org/patientguidelines.

Para apoio on-line, acesse estes sites:

- SmokeFree.gov
- CDC.gov/tobacco

Outros agentes causadores de câncer

Além do radônio, outros agentes que podem prejudicar os pulmões incluem:

- Arsênio, berílio, cádmio, cromo, níquel e urânio
- Amianto
- Fumaça de carvão, fuligem, sílica e vapores de diesel

Histórico pessoal de câncer

Você também apresenta maior risco de desenvolver câncer de pulmão se já teve:

- Linfoma
- Câncer de mama
- Câncer de cabeça e pescoço
- Outro tipo de câncer relacionado ao tabaco (como câncer de bexiga, rim ou fígado)

As informações sobre a saúde da família podem mudar. Informe a equipe de cuidados médicos quaisquer mudanças na sua saúde ou no histórico de saúde familiar.

Tratamento com radioterapia na região do tórax

Se você já recebeu radioterapia no tórax no passado, apresenta maior risco de desenvolver câncer de pulmão.

Histórico familiar de câncer de pulmão

Você apresenta maior risco de câncer de pulmão se um familiar próximo (consanguíneo) já teve a doença. Considera-se familiar próximo pai, mãe, irmão(ã) ou filho(a).

O rastreamento do câncer de pulmão é indicado apenas para pessoas com maior risco para a doença. Você e sua equipe de cuidados médicos podem decidir juntos se o rastreamento é adequado para você.

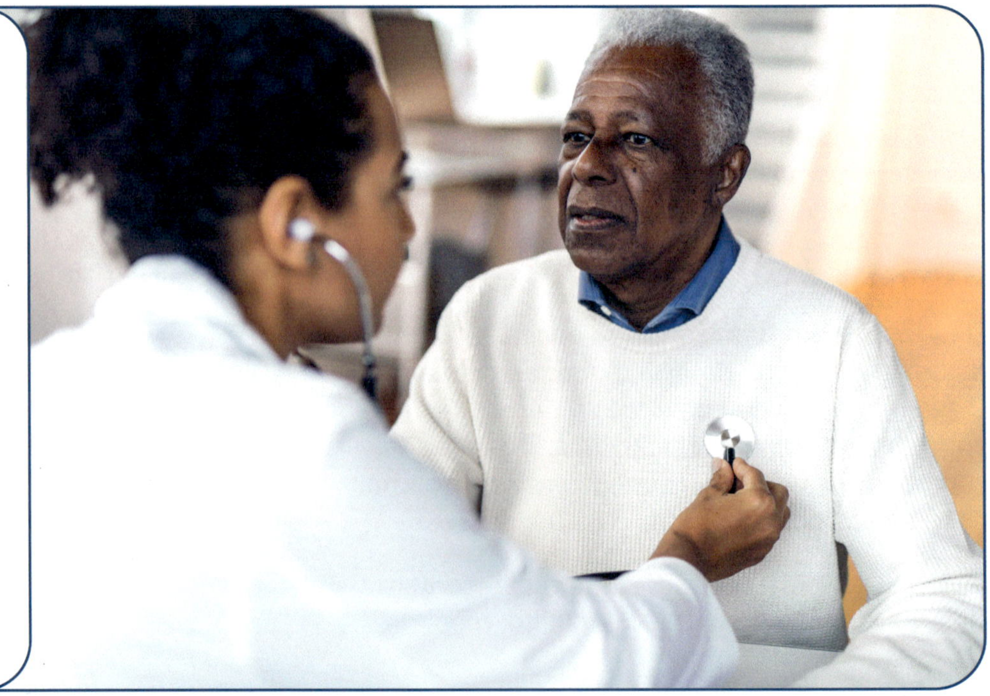

Histórico de doenças pulmonares

Ter histórico de doença pulmonar obstrutiva crônica (DPOC) ou fibrose pulmonar aumenta o risco de desenvolver câncer de pulmão. Crônico significa algo que dura por um longo período. Danos e inflamações crônicas nos pulmões aumentam o risco de câncer de pulmão.

Tabagismo passivo

O tabagismo passivo é a fumaça exalada por uma pessoa que está fumando cigarros. Também inclui a fumaça proveniente da ponta acesa de cigarros, charutos ou cachimbos.

O rastreamento de câncer de pulmão não é recomendado para pessoas cujo **único** fator de risco é a exposição ao tabagismo passivo.

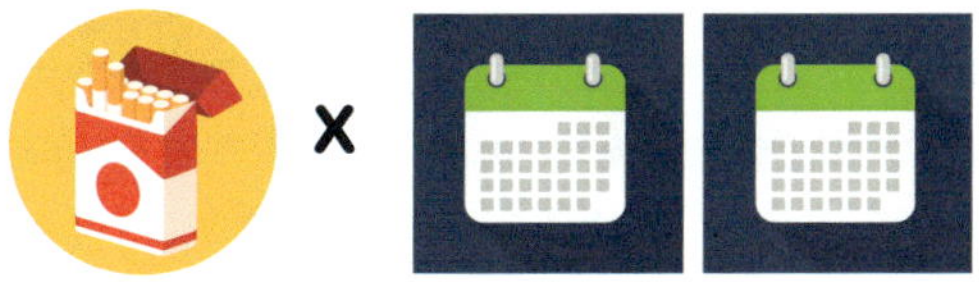

Número de maços por dia x anos de tabagismo = maços-ano

Exemplo:
1,5 maços por dia x 30 anos = 45 maços-ano

Descubra o seu nível de risco

A decisão da equipe de tratamento em recomendar o rastreamento de câncer de pulmão baseia-se em uma avaliação de risco que considera seus fatores de risco, sua saúde geral e outras possíveis condições graves.

A NCCN recomenda o rastreamento de câncer de pulmão com base em grupos de risco. Existem 2 grupos de risco: **menor risco** e **maior risco**. Esses grupos de risco são explicados nas próximas seções.

Os grupos de risco da NCCN são determinados pela idade e pelo histórico de tabagismo, mas outros fatores de risco descritos anteriormente neste capítulo também podem ser discutidos com a sua equipe de tratamento.

Motivos pelos quais o rastreamento do câncer de pulmão pode não ser recomendado

Você apresenta menor risco

O rastreamento de câncer de pulmão não é recomendado para pessoas com menor risco.

As pessoas são consideradas de menor risco quando:

- têm 49 anos ou menos;
- têm histórico de tabagismo inferior a 20 **maços-ano** ou menos de 20 anos de uso de cigarros.

Maço-ano é a medida obtida ao multiplicar o número de maços de cigarro fumados por dia pelo número de anos em que a pessoa fumou.

Você apresenta sintomas de câncer, histórico de câncer de pulmão ou outras doenças

Outros motivos pelos quais o rastreamento de câncer de pulmão pode não ser recomendado:

- Você apresenta sintomas de câncer de pulmão. O rastreamento é uma ferramenta utilizada para detecção precoce, **antes** do surgimento de sintomas. **Se você apresentar sintomas de câncer de pulmão**, converse com a equipe de cuidados médicos sobre os próximos passos.
- Você **já teve câncer de pulmão** anteriormente. Pessoas que já foram tratadas para câncer de pulmão são acompanhadas de forma diferente, com monitoramento para recidiva (retorno da doença) ou para o surgimento de um novo câncer, em comparação com aquelas que nunca tiveram câncer de pulmão.
- Seu nível geral de condicionamento físico e sua saúde geral podem dificultar para o seu corpo tolerar o tratamento do câncer de pulmão.
- Você está na fase final de vida.

Motivos pelos quais o rastreamento do câncer de pulmão pode ser recomendado

Você apresenta maior risco

O rastreamento geralmente é recomendado para pessoas com maior risco de câncer de pulmão.

Pessoas que fumam ou já fumaram cigarros são consideradas de maior risco quando têm 50 anos ou mais e apresentam:

- histórico de 20 ou mais **maços-ano**;
- Ou histórico de tabagismo por pelo menos 20 anos.

Se você tem histórico de tabagismo e tem 50 anos ou mais, é provável que apresente maior risco de desenvolver câncer de pulmão.

Outros fatores que podem influenciar a decisão de iniciar o rastreamento

- Converse com sua equipe de tratamento sobre os benefícios e riscos do rastreamento de câncer de pulmão para decidir se ele é adequado para você. Existem também ferramentas de apoio à decisão que ajudam a avaliar os prós e contras.
- Sua equipe de tratamento pode utilizar outras ferramentas de avaliação de risco, além dos grupos de risco da NCCN, para decidir se o rastreamento deve ser recomendado.
- Pesquisas indicam que o rastreamento pode ser apropriado para pessoas com até 77 anos de idade. Pessoas com 77 anos ou mais podem iniciar (ou continuar) um programa de rastreamento se não apresentarem outras doenças que dificultem a realização de tratamentos com intenção de cura do câncer de pulmão.
- Decidir iniciar um programa de rastreamento de câncer de pulmão pode ser angustiante. Há muitos aspectos a considerar. Saiba mais sobre formas de lidar com a angústia nas *NCCN Guidelines for Patients: angústia durante o tratamento do câncer*.

Riscos e benefícios do rastreamento de câncer de pulmão

Fazer o rastreamento apenas em pessoas com maior risco de desenvolver câncer de pulmão ajuda a evitar exames desnecessários.
É importante que você e sua equipe de cuidados médicos compartilhem informações, avaliem os riscos e benefícios do rastreamento e definam juntos um plano adequado para você e para a sua situação.

Os **riscos** conhecidos do rastreamento de câncer de pulmão incluem:

- Os exames de rastreamento podem identificar áreas incomuns (alterações) que parecem câncer, mas não são. Esse tipo de resultado é chamado de **falso-positivo**. Em caso de falso-positivo, você pode fazer exames adicionais relacionados ao câncer, como uma biópsia, e depois descobrir que não tem a doença.
- Resultados **falso-negativos**. Isso ocorre quando os exames de rastreamento não identificam o câncer de pulmão, mas posteriormente descobre-se que a doença estava presente.
- Exposição à radiação.
- Ansiedade em relação aos resultados dos exames.

Os **benefícios** conhecidos do rastreamento de câncer de pulmão incluem:

- O rastreamento permite a **detecção mais precoce** do câncer de pulmão, possibilitando tratamentos com maior chance de sucesso.
- Em alguns casos, o rastreamento pode ajudar a **identificar outras doenças**, como doenças pulmonares, doenças cardíacas ou outros tipos de câncer que ainda não apresentam sintomas. Assim, é possível iniciar medidas para tratar essas condições.
- O rastreamento também pode ajudar a **reduzir** a ansiedade, caso você tenha maior risco e esteja preocupado com o câncer de pulmão.

Pontos importantes

- Algumas pessoas têm maior probabilidade do que outras de desenvolver câncer de pulmão.
- Sua equipe de cuidados médicos pode avaliar o seu risco de desenvolver câncer de pulmão.
- Com base na sua idade e no seu histórico de tabagismo, você pode ser classificado como de menor ou maior risco para câncer de pulmão.
- Além do tabagismo, algumas doenças pulmonares, certos tipos de câncer e o histórico de saúde familiar também podem aumentar o risco.
- A NCCN recomenda o rastreamento de câncer de pulmão para pessoas com maior risco e que possam se beneficiar de um programa de rastreamento.
- Os riscos do rastreamento de câncer de pulmão incluem resultados falso-positivos, resultados falso-negativos e exposição à radiação.
- Os benefícios do rastreamento incluem a detecção mais precoce da doença, quando o tratamento tem maior probabilidade de ser eficaz.

Perguntas a fazer

- Qual é o meu risco de desenvolver câncer de pulmão?
- Devo iniciar o rastreamento de câncer de pulmão?
- Os riscos do rastreamento podem ser reduzidos?
- Como posso obter ajuda para parar de fumar?
- Posso reduzir meu risco de desenvolver câncer de pulmão?

Próximos passos

No próximo capítulo, você conhecerá os exames de imagem e outros testes que podem fazer parte de um plano de rastreamento de câncer de pulmão. Você também aprenderá o que são nódulos pulmonares e como se relacionam ao câncer.

3

Fazendo o primeiro exame de rastreamento

16 Rastreamento com TCBD

17 Analisando imagens do tórax

19 O que são nódulos pulmonares?

22 Se a primeira TCBD não sugerir câncer de pulmão

23 Se a primeira TCBD sugerir câncer de pulmão

24 Pontos importantes

24 Perguntas a fazer

A tomografia computadorizada de baixa dose (TCBD) é recomendada para o rastreamento de câncer de pulmão. A TCBD ajuda a identificar áreas ou pontos de tecido anormal nos pulmões. Alguns desses pontos são chamados de nódulos. Alguns nódulos podem ser causados por câncer de pulmão.

Este capítulo explica como o câncer de pulmão pode ser detectado precocemente por meio de exames de imagem. Os nódulos pulmonares apresentam características diferentes. Algumas características indicam maior probabilidade de que os nódulos sejam cancerígenos.

Rastreamento com TCBD

A tomografia computadorizada de baixa dose (TCBD) é um tipo de exame de imagem utilizado para ajudar a detectar precocemente o câncer de pulmão. Exames de imagem produzem imagens do interior do corpo. Um médico radiologista, especialista na interpretação de imagens, elaborará um relatório e o enviará para a sua equipe de cuidados médicos.

A TCBD é recomendada como o primeiro exame em um programa de rastreamento de câncer de pulmão. O exame leva apenas alguns minutos.

Radiografias de tórax não são recomendadas para o rastreamento de câncer de pulmão. Um raio-X é um exame que utiliza pequenas quantidades de radiação para produzir imagens do interior do corpo. Os raios-X não são recomendados porque:

- não fornecem tantos detalhes quanto uma tomografia computadorizada (TC);
- não detectam com confiabilidade o câncer de pulmão em estágio inicial.

Para entender a TCBD, é útil primeiro saber o que é uma tomografia computadorizada de dose padrão e como esse exame de imagem funciona. Uma TCBD é quase igual a uma tomografia de dose padrão.

A principal diferença reside na quantidade de radiação utilizada na TCBD ser muito menor do que na tomografia de dose padrão.

Aparelho de TC

O aparelho de TC é grande e possui uma abertura em formato de túnel no centro. Durante o exame, você se deitará de costas em uma mesa que se move lentamente por dentro do túnel.

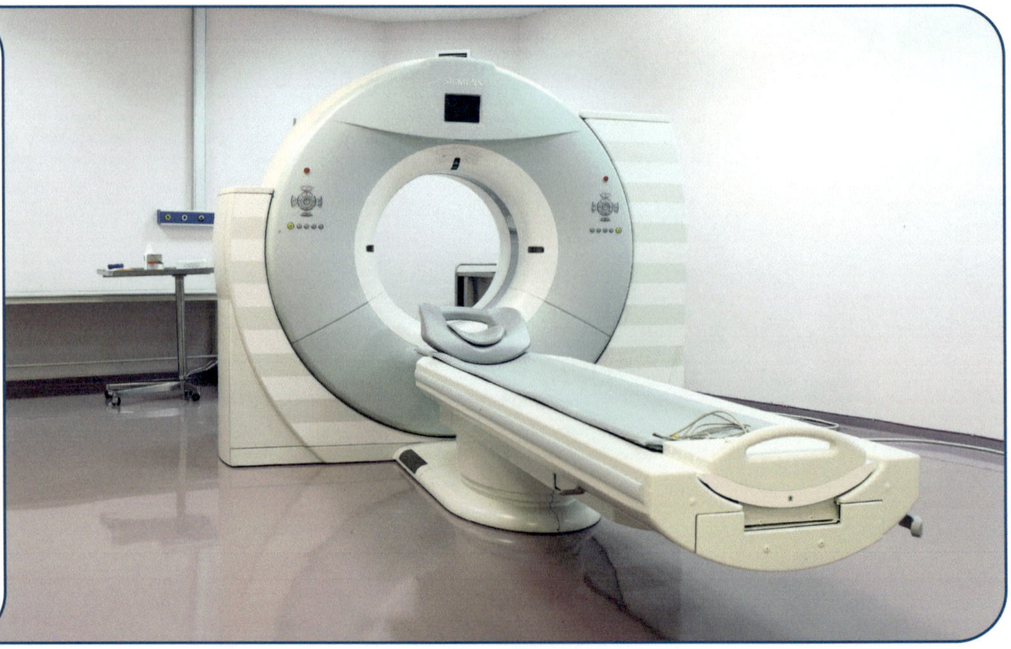

Tomografia computadorizada

A tomografia computadorizada de dose padrão costuma ser chamada simplesmente de tomografia computadorizada. Ela também pode ser chamada de tomografia computadorizada diagnóstica.

Uma tomografia computadorizada (TC ou CAT) usa raios-X e tecnologia computadorizada para tirar fotos do interior do corpo. O aparelho de tomografia faz várias imagens da mesma parte do corpo a partir de diferentes ângulos.
A quantidade de radiação utilizada é maior do que em radiografias simples, mas ainda é considerada baixa. Todas as imagens são combinadas para formar uma série de cortes transversais do tórax.

A **tomografia de tórax** em dose padrão **pode** fazer parte de um programa de rastreamento de câncer de pulmão se a TCBD apresentar alguma alteração.

Às vezes, é utilizado um contraste administrado por uma veia do braço durante a tomografia em dose padrão para melhorar a visualização das estruturas internas do corpo. Esses materiais são substâncias que ajudam a realçar as imagens de órgãos e outras estruturas. O contraste é usado para ajudar a identificar se as estruturas estão normais ou apresentam alterações. Após o exame, o contraste é eliminado do corpo pela urina.

Analisando imagens do tórax

Um médico radiologista analisará as imagens do seu tórax. Essas imagens ajudam os profissionais de saúde a avaliar a saúde dos seus pulmões e das vias aéreas.

O que são os pulmões?

Os pulmões são um par de órgãos localizados no tórax. Eles são os principais órgãos do trato respiratório inferior, que faz parte do sistema respiratório.

O sistema respiratório ajuda o corpo a receber o oxigênio de que precisamos e a eliminar o gás carbônico:

- Quando inspiramos (puxamos o ar para dentro), o ar entra nas vias aéreas, onde é filtrado pelos pulmões, e o oxigênio passa para a corrente sanguínea.
- Quando expiramos (soltamos o ar), o gás carbônico é liberado e sai pelas vias aéreas.

O trato respiratório inferior inclui as vias aéreas e os pulmões:

- **A traqueia** também é conhecida como tubo respiratório.
- Os **brônquios** são dois grandes tubos que conduzem o ar. Existe um brônquio principal para cada pulmão. Os brônquios conectam a traqueia aos pulmões.
- Os **bronquíolos** são pequenos tubos que se ramificam a partir dos brônquios principais dentro dos pulmões.
- Os **alvéolos** são pequenos sacos de ar localizados nas extremidades dos bronquíolos. É a partir deles que o oxigênio é transferido para o sangue.

A imagem na próxima página mostra as vias aéreas e os pulmões.

Pulmões e vias aéreas

Seus pulmões são a principal parte do trato respiratório inferior.

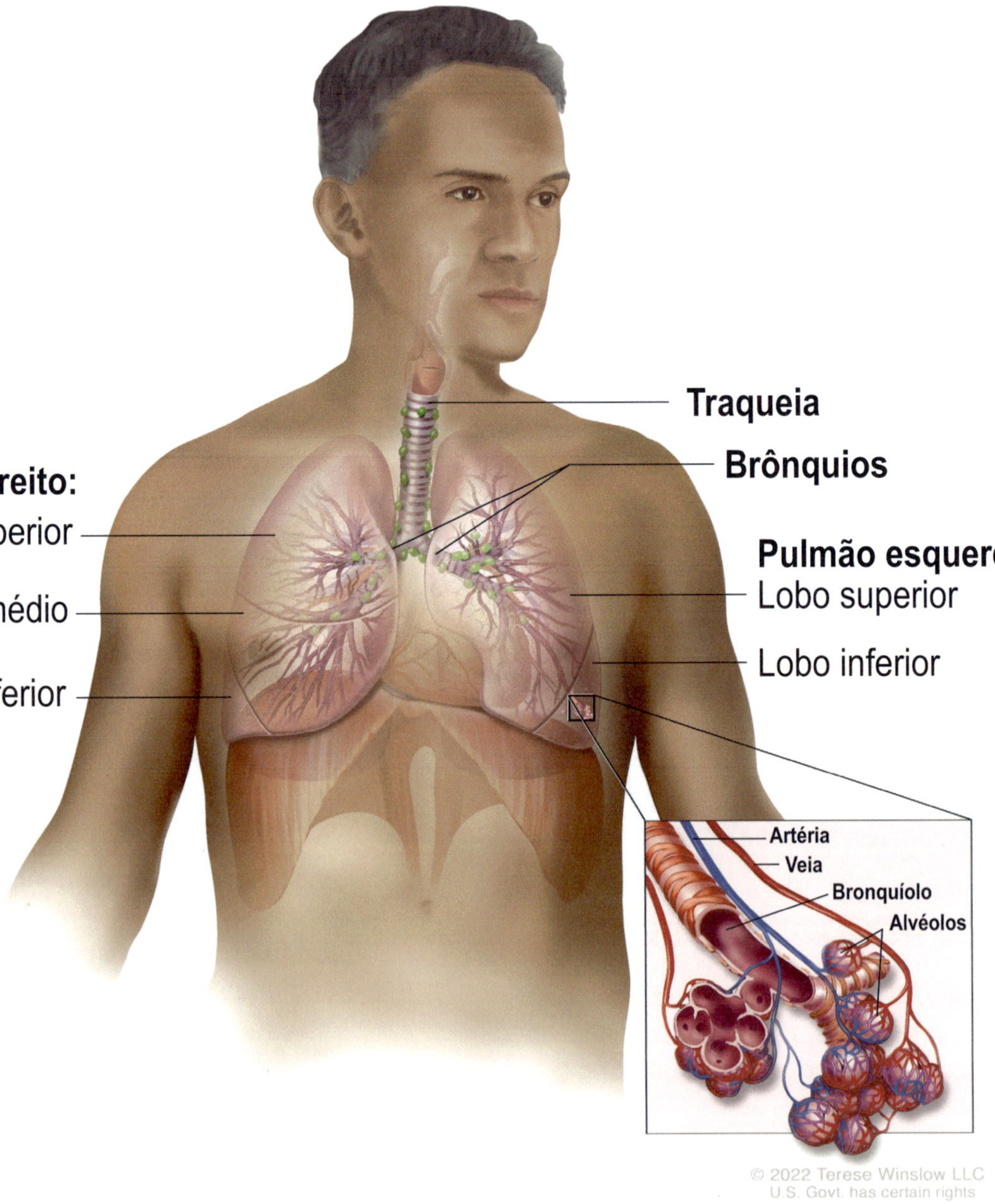

O que são nódulos pulmonares?

Os nódulos pulmonares são pequenas áreas de tecido anormal que parecem mais sólidas do que o tecido pulmonar normal. Um nódulo pode ter até 30 milímetros (mm) de diâmetro. Se uma área de tecido anormal for maior que 30 mm, ela é chamada de massa.

Um nódulo pulmonar:

- pode ser causado por diferentes fatores. Alguns deles são explicados na próxima seção;
- pode ser um sinal de câncer.

Veja mais algumas informações sobre nódulos pulmonares:

- O médico radiologista irá procurar nódulos pulmonares nas imagens da TCBD. Um ou mais nódulos podem ser identificados.
- O tipo de nódulo ou nódulos que podem ser vistos nas imagens da TCBD ajuda a definir quais serão os próximos passos no seu plano de rastreamento. Essas características são explicadas nas seções a seguir.
- Se **nenhum** nódulo pulmonar for identificado, a equipe de tratamento concluirá que, neste momento, **não há** sinais de câncer de pulmão. Para os próximos passos, consulte o **Guia 3**.

Nem todos os nódulos pulmonares são causados por câncer

É importante saber que muitos nódulos pulmonares não são causados por câncer de pulmão. Alguns nódulos podem ser causados por:

- cálcio ou gordura (que têm aparência diferente do câncer em uma TCBD);
- infecção ou inflamação (atuais ou que ocorreram no passado);
- outras condições ou doenças.

Nódulo pulmonar

Um nódulo pulmonar (destacado na imagem) é uma pequena área de tecido anormal no pulmão. Muitas pessoas têm nódulos pulmonares. A maioria não é câncer. Quando os nódulos são encontrados em exames de imagem, pode ser necessário realizar exames adicionais para avaliar se há câncer.

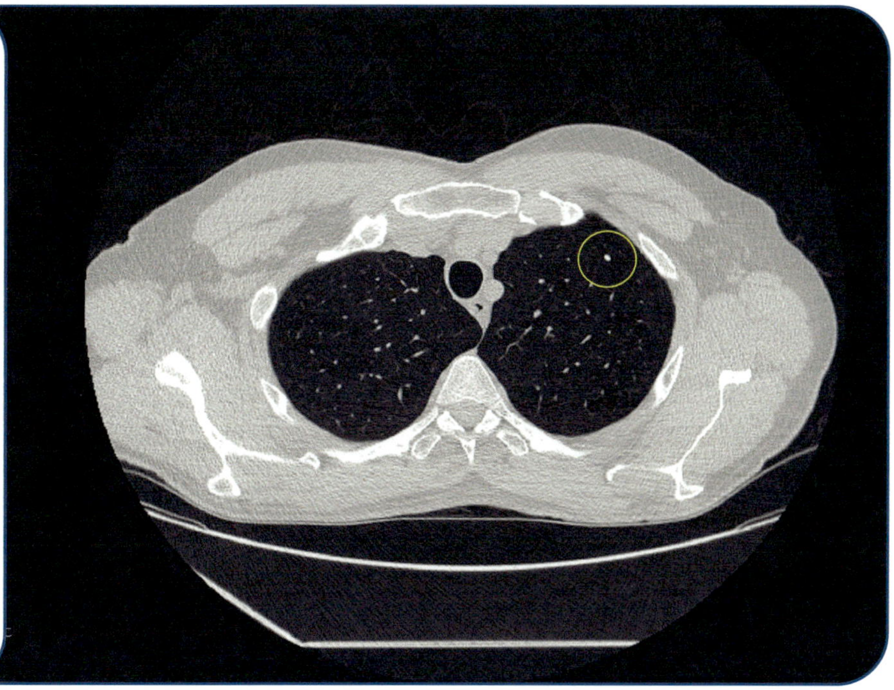

As decisões sobre os próximos passos em programas de rastreamento são baseadas, em parte, na avaliação das características compatíveis do nódulo com algum desses fatores citados acima. O que fazer quando um desses outros tipos de nódulos é identificado é explicado mais adiante neste capítulo, na seção *Se a primeira TCBD não sugerir câncer de pulmão*.

Um nódulo que cresce muito rapidamente de um exame para o outro provavelmente está relacionado a inflamação ou infecção. Também pode ser outro tipo de câncer que não seja câncer de pulmão. Nódulos que crescem mais lentamente **podem** ser câncer.

Características dos nódulos e câncer

Nódulos causados por câncer podem apresentar características específicas. Eles podem:

- ter bordas irregulares e formato irregular, com aspecto pontiagudo ou espiculado (não liso);
- crescer mais rápido e ser maiores do que nódulos que não são cancerígenos.

Se um nódulo pulmonar for novo ou apresentar mudanças no tamanho, na forma, na densidade ou na aparência, podem ser recomendados exames adicionais.

Tamanho, densidade e mudanças dos nódulos

As decisões sobre os próximos passos são tomadas, em parte, com base em:

- tamanho e densidade do nódulo;
- se o nódulo permanece igual ou aumenta de tamanho ao longo do tempo, e a velocidade de crescimento.

O **tamanho** dos nódulos é medido em milímetros (mm), com arredondamento para o número inteiro mais próximo. Muitos dos nódulos identificados nas imagens de TCBD são pequenos.

A **densidade** indica o quanto um nódulo é sólido. A densidade é avaliada pela aparência do nódulo nas imagens de TCBD — se parece mais sólido

Qual é o tamanho de 6 mm, 8 mm, 15 mm e 20 mm?

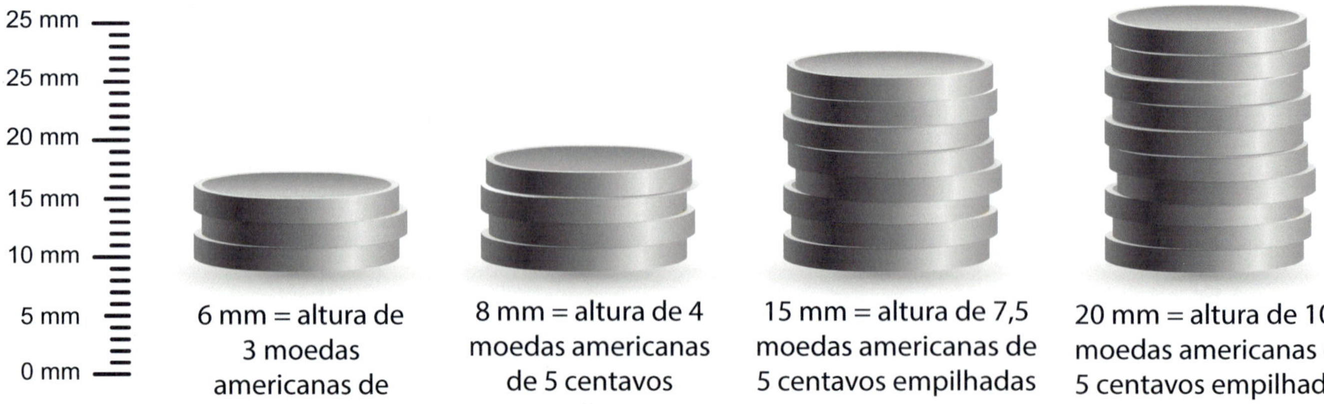

6 mm = altura de 3 moedas americanas de 5 centavos empilhadas

8 mm = altura de 4 moedas americanas de 5 centavos empilhadas

15 mm = altura de 7,5 moedas americanas de 5 centavos empilhadas

20 mm = altura de 10 moedas americanas de 5 centavos empilhadas

ou mais difusa. Um nódulo sólido tem maior densidade do que um nódulo com aparência difusa.

Os nódulos pulmonares são divididos em três grupos com base na densidade. Eles podem ser descritos como sólidos, não sólidos ou parcialmente sólidos. Para ver mais informações sobre esses três tipos de nódulos, consulte o **Guia 2**.

Mudanças no tamanho, na densidade ou na aparência do nódulo nas imagens de TCBD podem indicar a necessidade de fazer exames com maior frequência para acompanhar essas alterações.

Se você tiver dúvidas sobre um nódulo identificado na sua TCBD ou sobre a possibilidade de ele ser câncer, converse com a equipe de cuidados médicos.

É importante conhecer os próximos passos do seu plano de rastreamento para câncer de pulmão.

Guia 2
Densidade do nódulo

 **Nódulos sólidos**	Nódulos sólidos têm alta densidade.
 **Nódulos não sólidos**	• Nódulos não sólidos têm baixa densidade. • Eles apresentam aspecto difuso ou embaçado nos exames de imagem. • Às vezes, são chamados de nódulos em "vidro fosco" por causa dessa aparência difusa.
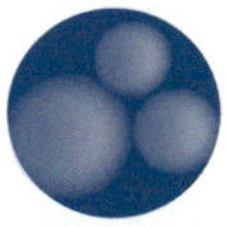 **Nódulos parcialmente sólidos**	Nódulos parcialmente sólidos apresentam áreas sólidas (alta densidade) e áreas não sólidas (baixa densidade).

Se a primeira TCBD não sugerir câncer de pulmão

O exame inicial, ou primeira TCBD, pode não mostrar nódulos pulmonares. Também pode identificar nódulos com aparência benigna (não causada por câncer de pulmão) ou com probabilidade muito baixa de serem câncer. As recomendações de rastreamento das NCCN com base nesses achados estão descritas no **Guia 3**.

Nódulos benignos podem conter cálcio ou gordura nas imagens de TCBD.

Plano de rastreamento quando não há nódulos ou sinais de câncer de pulmão

O rastreamento anual com TCBD é recomendado se você não tiver nódulos pulmonares, se tiver um nódulo com aparência benigna ou apresentar outros achados que não sejam sugestivos de infecção ou inflamação.

A TCBD será realizada a cada 12 meses, desde que:

- não haja sinais de câncer de pulmão;
- seu condicionamento físico e seu estado geral de saúde permitam que você siga um tratamento com intenção curativa, caso o câncer de pulmão seja identificado.

O intervalo do exame anual pode ser ajustado caso você faça uma tomografia em dose padrão por outro motivo entre os exames anuais de TCBD.

Plano de rastreamento quando os nódulos provavelmente são causados por infecção ou inflamação

Se houver suspeita de infecção ou inflamação nos pulmões, especialistas da NCCN recomendam repetir a TCBD em 1 a 3 meses. Após esse exame, as recomendações para o próximo passo são:

- Se o nódulo desaparecer, retomar o rastreamento anual.
- Se o nódulo estiver diminuindo, fazer outra TCBD de acompanhamento em 3 a 6 meses.
- Se o nódulo permanecer igual ou estiver aumentando, seguir as recomendações de acompanhamento descritas nos próximos capítulos.

Guia 3
Próximos passos quando não houver suspeita de câncer de pulmão com base na primeira TCBD

Recomenda-se repetir a TCBD em 12 meses	• Se não forem encontrados nódulos pulmonares. • Se os nódulos forem benignos ou tiverem probabilidade muito baixa de serem câncer de pulmão.
Recomenda-se repetir a TCBD em 1 a 3 meses	Se houver suspeita de que o nódulo seja causado por outra condição, como infecção ou inflamação.

Se a primeira TCBD sugerir câncer de pulmão

O exame inicial, ou primeira TCBD, pode mostrar um nódulo pulmonar com características sugestivas de câncer de pulmão.

Existem três formas de conduzir o acompanhamento desses nódulos, dependendo das características explicadas anteriormente neste capítulo. Você poderá:

- Continuar a fazer a TCBD conforme as recomendações que serão apresentadas mais adiante neste guia.
- Fazer outro tipo de exame para avaliar melhor a alteração observada na TCBD:
    - **TC de tórax** de dose padrão com contraste, que produz imagens mais detalhadas do nódulo do que a TCBD. Esse exame também pode mostrar áreas suspeitas nos linfonodos.
    - **PET/TC-FDG.** A **PET/TC** é a combinação da tomografia por emissão de pósitrons (PET) com a tomografia computadorizada (TC). A fluordesoxiglicose (FDG) é um marcador radioativo, também chamado de radiofármaco, injetado em uma veia antes do exame PET e que se concentra principalmente em certos tipos de células, como as células cancerígenas. Esse marcador faz com que as células cancerígenas apareçam mais brilhantes nas imagens. A PET/TC-FDG pode detectar câncer (e outras alterações) em diferentes partes do corpo, mas pode não ser útil para nódulos que tenham uma porção sólida menor que 8 mm.
- Outra opção é fazer uma **biópsia**, que remove células do tecido anormal para análise. A análise do tecido é a única forma de confirmar se há câncer. As biópsias são explicadas com mais detalhes no *Capítulo 7: Testes para diagnóstico do câncer de pulmão.*

Equipe de tratamento no rastreamento de câncer de pulmão

O NCCN recomenda uma equipe multidisciplinar para o acompanhamento de nódulos pulmonares. Esses médicos são treinados em diferentes áreas relacionadas aos seus tratamentos de saúde. Eles colocarão um plano de tratamento em ação. Sua equipe poderá incluir:

- **Um radiologista torácico**, especialista na interpretação de exames de imagem relacionados a doenças pulmonares
- **Um pneumologista**, especialista em doenças pulmonares
- **Um cirurgião torácico**, especialista em cirurgias do tórax

O intervalo entre as TCBD de acompanhamento é definido com base nos seus fatores de risco para câncer de pulmão e nos resultados dos exames anteriores.

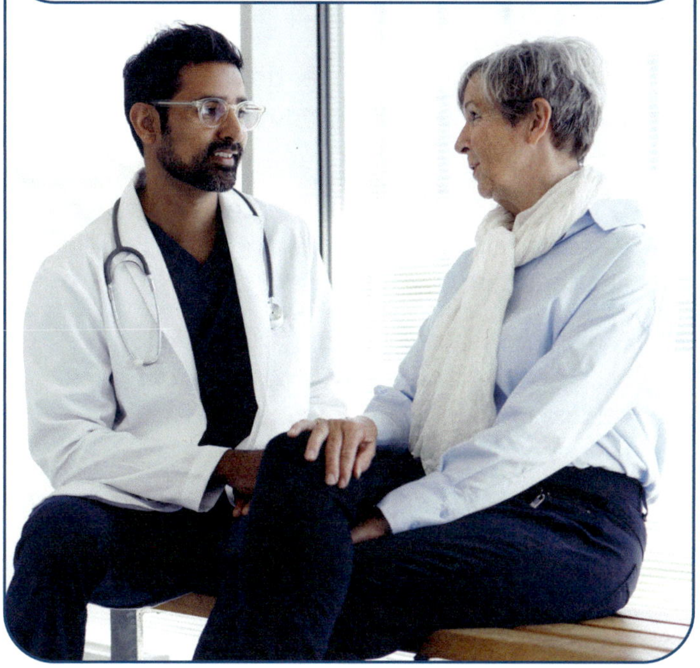

Sua equipe também pode incluir:

- **Um patologista**, especialista na análise de tecidos e células e na confirmação do câncer.
- **Oncologistas**, que tratam o câncer.
- **Um radiologista intervencionista**, que interpreta exames de imagem e utiliza técnicas guiadas por imagem para realizar procedimentos de diagnóstico ou tratamento do câncer e de outras condições.

Sua equipe de rastreamento de câncer de pulmão pode:

- avaliar se um nódulo pulmonar pode ser câncer com base nos seus fatores de risco e nas características observadas nos exames de imagem;
- definir e agendar o próximo exame de rastreamento ou acompanhamento conforme detalhado nos Capítulos 4 a 6;
- planejar a melhor forma de confirmar se um nódulo é câncer de pulmão, conforme descrito no *Capítulo 7: Testes para diagnóstico do câncer de pulmão*.

Pontos importantes

- O rastreamento do câncer de pulmão começa com uma tomografia computadorizada de baixa dose (TCBD).
- Os nódulos pulmonares são pequenas áreas de tecido pulmonar anormal, e alguns podem ser causados por câncer.
- O rastreamento anual com TCBD é recomendado quando não são encontrados nódulos ou sinais de câncer de pulmão no primeiro exame.
- Uma TCBD de acompanhamento é recomendada quando um nódulo parece estar relacionado a infecção ou inflamação.
- Uma equipe multidisciplinar para o rastreamento de câncer de pulmão inclui profissionais de radiologia, pneumologia e outras especialidades.

Perguntas a fazer

- Como posso receber os resultados da minha primeira TCBD?
- Foram encontrados nódulos nos meus pulmões?
- Quais são os próximos passos do meu plano de rastreamento?
- Você pode me ajudar a agendar meu próximo exame e enviar um lembrete?

Próximos passos

Se um nódulo pulmonar sólido for identificado na sua primeira TCBD ou em um exame de acompanhamento, você pode ler sobre os próximos passos no próximo capítulo. Para ver informações sobre o manejo de nódulos não sólidos, consulte o *Capítulo 5: Próximos passos de tratamento para um nódulo não sólido*. Se um nódulo parcialmente sólido for identificado, você pode saber mais no *Capítulo 6: Próximos passos de tratamento para um nódulo pulmonar parcialmente sólido*.

4

Próximos passos de tratamento para um nódulo pulmonar sólido

26 Nódulo pulmonar sólido na primeira TCBD

28 Nódulo sólido em TCBD posterior

30 Pontos importantes

30 Perguntas a fazer

Este capítulo descreve as recomendações da NCCN para o rastreamento de câncer de pulmão quando um nódulo pulmonar sólido for identificado na primeira tomografia computadorizada de baixa dose (TCBD) ou em uma TCBD de acompanhamento.

Nódulo pulmonar sólido na primeira TCBD

Se um nódulo pulmonar sólido for encontrado na sua primeira tomografia computadorizada de baixa dose (TCBD), os próximos passos dependerão do tamanho do nódulo.

Os nódulos localizados nos pulmões são os mais comuns. Nódulos localizados nos brônquios (as principais vias aéreas que levam o ar aos pulmões) são muito menos frequentes e têm manejo diferente dos nódulos encontrados em outras partes das vias aéreas.

As recomendações de rastreamento para nódulos sólidos identificados na primeira TCBD estão resumidas no **Guia 4**.

Em geral, nódulos pulmonares menores que não estejam localizados em um brônquio são acompanhados com TCBD repetidas. Nódulos maiores podem exigir exames de imagem mais detalhados ou biópsia.

Guia 4 Nódulo sólido: recomendações baseadas na primeira TCBD	
Se o nódulo for menor que 6 mm	Você fará exames de TCBD anualmente.
Se o nódulo tiver entre 6 mm e até 8 mm	Seu próximo exame de TCBD será em 6 meses.
Se o nódulo tiver entre 8 mm e até 15 mm	Você poderà ser indicado um dos seguintes opções: • Exame de TCBD em 3 meses • Exame PET/TC-FDG agora
Se o nódulo tiver 15 mm ou mais	Você poderá realizar um ou mais dos seguintes exames neste momento: • TC de tórax com contraste • Exame PET/TC-FDG • Biópsia
Se houver um nódulo endobrônquico	Será realizada outra TCBD em até 1 mês. Se o nódulo ainda estiver presente, será recomendada uma biópsia.

Nódulos menores

O rastreamento anual é recomendado se o nódulo tiver menos de 6 mm.

- A TCBD será agendada para 12 meses após o primeiro exame e, depois disso, a cada 12 meses, a menos que o nódulo apresente mudanças ou que o rastreamento deixe de ser indicado.
- O intervalo do exame anual pode ser ajustado caso você faça uma tomografia de dose padrão por outro motivo.

Se o nódulo tiver entre 6 mm e até 8 mm, será necessário fazer uma TCBD de acompanhamento em 6 meses. Esses nódulos maiores precisam ser acompanhados com mais atenção do que os nódulos menores que 6 mm.

Os próximos passos após as TCBD anuais e de acompanhamento são explicados mais adiante neste capítulo.

Nódulos maiores

Após a primeira TCBD, nódulos com tamanho entre 8 mm e 15 mm podem ser reavaliados com uma nova TCBD em 3 meses. Outra opção é realizar imediatamente uma PET/TC-FDG, em vez de aguardar o próximo exame.

A PET/TC é a combinação da tomografia por emissão de pósitrons (PET) com a tomografia computadorizada (TC). Antes do exame PET, é injetado na corrente sanguínea um marcador radioativo (FDG), que tende a se concentrar principalmente em células cancerígenas. Esse marcador faz com que as células cancerígenas apareçam mais brilhantes nas imagens. A PET/TC-FDG pode detectar câncer, inclusive em pequenas quantidades, e fornece imagens da maior parte do corpo. No entanto, pode não ser útil para nódulos que tenham uma porção sólida menor que 8 mm.

Para nódulos com 15 mm ou mais, os próximos passos podem incluir TC de tórax em dose padrão com contraste, uma biópsia ou uma combinação desses procedimentos.

Após a tomografia do tórax ou a PET/TC-FDG, o rastreamento com TCBD será retomado em 3 meses, caso a equipe de saúde não tenha forte suspeita de câncer de pulmão. Se houver forte suspeita de câncer de pulmão, será realizada a remoção de tecido do pulmão para análise.

Saiba mais sobre como o tecido é coletado para exames no *Capítulo 7: Testes para diagnóstico do câncer de pulmão*.

Nódulo sólido em um brônquio na primeira TCBD

Um nódulo endobrônquico sólido significa que o nódulo está localizado dentro de um dos dois brônquios principais. Se esse for o caso, será necessário repetir a TCBD em até 1 mês:

- A TCBD de acompanhamento em 1 mês serve para verificar se a imagem observada no primeiro exame corresponde apenas a secreção (muco) ou a um nódulo verdadeiro.
- A secreção é um muco mais espesso que pode se acumular nos pulmões e provocar tosse. Logo antes do exame, o técnico poderá pedir que você tussa com força para ajudar a eliminar a secreção.
- Se o nódulo não desaparecer no exame de acompanhamento, será indicada uma biópsia. Para saber mais sobre biópsias, consulte o *Capítulo 7: Testes para diagnóstico do câncer de pulmão*.

Nódulo sólido em TCBD posterior

Sua equipe de tratamento irá comparar os resultados de todos os seus exames para decidir os próximos passos do seu plano de rastreamento. As recomendações são baseadas na presença de um novo nódulo ou em mudanças no nódulo identificado na primeira TCBD.

O cronograma de acompanhamento para nódulos sólidos previamente identificados em exames de TCBD de acompanhamento ou anuais é apresentado no **Guia 5**.

Nódulo previamente identificado

- Se o nódulo não tiver mudado, você provavelmente fará outra TCBD em 12 meses, se o nódulo tiver até 8 mm, ou em 6 meses, se o nódulo tiver entre 8 mm e 15 mm. Para um nódulo com 15 mm ou mais, sua próxima TCBD será em 6 meses ou você fará uma PET/TC agora.
- Se o nódulo tiver crescido e ainda for menor que 8 mm, será indicada uma TCBD em 3 meses. Quando um nódulo atinge 8 mm ou mais, podem ser solicitados outros exames para investigação de câncer, como tomografia de tórax com contraste ou PET/TC-FDG.

Após a tomografia de tórax ou a PET/TC-FDG, o rastreamento com TCBD será retomado em 3 meses, a menos que a equipe tenha forte suspeita de câncer de pulmão. Se houver forte suspeita de câncer de pulmão, será realizada a remoção de tecido do pulmão para análise.

Saiba mais sobre como o tecido é coletado para exames de câncer no *Capítulo 7: Testes para diagnóstico do câncer de pulmão.*

Guia 5
Nódulo sólido: recomendações baseadas na TCBD de acompanhamento ou anual

Se não houver mudanças no nódulo já existente na TCBD de acompanhamento ou anual	Se o nódulo tiver menos de 8 mm, você continuará realizando TCBD anualmente. Se o nódulo tiver entre 8 mm e até 15 mm, seu próximo exame de TCBD será em 6 meses. Depois, se permanecer sem alterações, você passará a fazer TCBD anualmente. Se o nódulo tiver 15 mm ou mais, você fará um ou ambos destes exames: • Exame de TCBD em 6 meses • Exame PET/TC-FDG agora
Se o nódulo já existente tiver aumentado mais de 1,5 mm	Se o nódulo for menor que 8 mm, seu próximo exame de TCBD será em 3 meses. Se o nódulo tiver 8 mm ou mais, você fará um ou ambos destes exames: • TC de tórax com contraste • Exame PET/TC-FDG

Novo nódulo

O rastreamento para um novo nódulo sólido identificado em uma TCBD de acompanhamento ou anual está descrito no **Guia 6**.

Se um novo nódulo sólido for encontrado, provavelmente será necessário realizar outra TCBD. Nódulos maiores são avaliados mais rapidamente do que nódulos menores. O próximo exame será em:

- 12 meses, se o nódulo tiver menos de 4 mm;
- 6 meses, se o nódulo tiver entre 4 mm e até 6 mm;
- 3 meses, se o nódulo tiver entre 6 mm e até 8 mm.

Para nódulos com 8 mm ou mais, podem ser utilizados outros exames para investigar câncer, como TC de tórax ou PET/TC-FDG. Se for necessário fazer testes para câncer após esses exames, saiba mais sobre como o tecido será coletado para análise no *Capítulo 7: Testes para diagnóstico do câncer de pulmão.*

Guia 6
Nódulo sólido: recomendações se houver um novo nódulo em uma TCBD de acompanhamento ou anual

Se o nódulo for menor que 4 mm	Você fará exames de TCBD anualmente.
Se o nódulo tiver entre 4 mm e até 6 mm	Seu próximo exame de TCBD será em 6 meses.
Se o nódulo tiver entre 6 mm e até 8 mm	Seu próximo exame de TCBD será em 3 meses.
Se o nódulo tiver 8 mm ou mais	Você realizará um ou ambos destes exames: • TC de tórax com contraste • PET/TC

Pontos importantes

- Os próximos passos após a identificação de um nódulo pulmonar sólido na primeira tomografia computadorizada de baixa dose (TCBD) dependem do tamanho do nódulo e se ele está localizado em um brônquio ou em outra via aérea.
- Se não estiverem localizados em um brônquio, os nódulos menores são normalmente reavaliados com outra TCBD. Nódulos maiores geralmente são avaliados com TC de tórax, PET/TC-FDG ou biópsia.
- Um nódulo localizado dentro de um brônquio é reavaliado em até um mês para verificar se é apenas secreção ou um nódulo verdadeiro.
- Após a TCBD de acompanhamento ou anual, os próximos passos dependem da presença de um novo nódulo ou de mudanças em um nódulo previamente identificado.
  O acompanhamento pode incluir outra TCBD, TC ou PET/TC-FDG. Quando houver suspeita de câncer, será necessário fazer uma biópsia.

Perguntas a fazer

- Quais são os resultados dos meus exames?
- Quais são os próximos passos no meu plano de rastreamento?
- Você pode me ajudar a agendar minha próxima consulta e enviar um lembrete?
- O plano de saúde vai cobrir meus exames?
- O que posso fazer se precisar de ajuda com transporte?

Próximos passos

É comum ter mais dúvidas sobre o rastreamento de câncer de pulmão.
Para saber onde obter respostas para suas perguntas, consulte o *Capítulo 8: Outros recursos*.

5

Próximos passos de tratamento para um nódulo pulmonar não sólido

32 Nódulo pulmonar não sólido na primeira TCBD

33 Nódulo não sólido em TCBD posterior

34 Pontos importantes

34 Perguntas a fazer

Este capítulo explica as recomendações para o rastreamento de câncer de pulmão quando um nódulo pulmonar não sólido é identificado na primeira tomografia computadorizada de baixa dose (TCBD) ou em uma TCBD de acompanhamento ou anual.

Nódulo pulmonar não sólido na primeira TCBD

Os nódulos não sólidos geralmente exigem acompanhamento menos frequente do que os nódulos sólidos. O rastreamento anual é recomendado se o nódulo tiver menos de 20 mm. Você continuará fazendo exames todos os anos até que o rastreamento deixe de ser útil ou até que o nódulo apresente mudanças.

O intervalo do exame anual pode ser ajustado caso você faça uma tomografia de dose padrão por outro motivo.

Se o nódulo tiver 20 mm ou mais, será indicada uma tomografia computadorizada de baixa dose (TCBD) de acompanhamento em 6 meses. Esses nódulos precisam ser acompanhados com mais atenção do que os menores.

Você pode saber o que esperar quando um nódulo não sólido é identificado na primeira TCBD no **Guia 7**.

Os próximos passos após as TCBD anuais e de acompanhamento são explicados a seguir.

Guia 7
Nódulos não sólidos: recomendações baseadas na primeira TCBD

Se o nódulo for menor que 20 mm	Você fará exames de TCBD anualmente.
Se o nódulo tiver 20 mm ou mais	Você fará sua próxima TCBD em 6 meses.

Nódulo não sólido em TCBD posterior

Sua equipe de tratamento irá comparar os resultados de todos os seus exames para decidir os próximos passos do seu plano de rastreamento. As recomendações são baseadas em saber se o nódulo é novo ou se já havia sido identificado em um exame anterior. As recomendações estão resumidas no **Guia 8**.

Nódulo previamente identificado

Se o nódulo não tiver crescido, você continuará fazendo uma TCBD anualmente.

Se o nódulo estiver crescendo e tiver menos de 20 mm, sua próxima TCBD será em 6 meses. Se o nódulo tiver 20 mm ou mais, você e sua equipe de saúde decidirão se o melhor é fazer uma TCBD em 6 meses ou remover tecido para exames de câncer. Para saber mais sobre exames de câncer, consulte o *Capítulo 7: Testes para diagnóstico do câncer de pulmão*.

Novo nódulo

Se houver um novo nódulo não sólido menor que 20 mm, a próxima TCBD será realizada em 12 meses. Se o novo nódulo tiver 20 mm ou mais, a próxima TCBD será em 6 meses. Se o nódulo não apresentar mudanças após 6 meses, você passará a fazer a TCBD a cada 12 meses.

Se o novo nódulo for totalmente sólido, consulte o *Capítulo 4: Próximos passos de tratamento para um nódulo pulmonar sólido.* Se houver um novo nódulo com parte sólida, consulte o *Capítulo 6: Próximos passos de tratamento para um nódulo pulmonar parcialmente sólido*.

Guia 8
Nódulos não sólidos: recomendações baseadas na TCBD de acompanhamento ou anual

Se o nódulo já existente não estiver crescendo	Você fará exames de TCBD anualmente.
Se o nódulo já existente tiver aumentado mais de 1,5 mm	Se o nódulo tiver menos de 20 mm, sua próxima TCBD será em 6 meses. Se tiver 20 mm ou mais, poderá ser indicado uma ou ambas destas opções: • Seu próximo exame de TCBD será em 6 meses. • Sua equipe de tratamento poderá decidir que o melhor é realizar uma biópsia. • Excisão cirúrgica.
Se um novo nódulo for encontrado	Se o nódulo tiver menos de 20 mm, você continuará realizando TCBD anualmente. Se o nódulo tiver 20 mm ou mais, a próxima TCBD será em 6 meses.

Pontos importantes

- O plano de rastreamento para um nódulo não sólido é baseado em saber se o nódulo tem menos de 20 mm ou 20 mm ou mais.
- Para nódulos menores identificados na primeira tomografia computadorizada de baixa dose (TCBD), inicia-se o rastreamento anual. Se um nódulo maior for identificado, a TCBD será repetida mais cedo para identificar sinais de câncer.
- Nas TCBD de acompanhamento ou anuais, os próximos passos dependem da presença de um novo nódulo ou de mudanças em um nódulo previamente identificado.
- No acompanhamento, a maioria das pessoas faz outra TCBD. Pessoas com nódulos grandes em crescimento podem precisar de outra TCBD ou de exames para investigação de câncer.

Perguntas a fazer

- Quais são os resultados dos meus exames?
- Quais serão os próximos passos do meu plano de rastreamento se os nódulos permanecerem iguais ou apresentarem mudanças?
- Você pode me ajudar a agendar minha próxima consulta e enviar um lembrete?
- O plano de saúde vai cobrir meus exames?
- O que posso fazer se precisar de ajuda com transporte?

Próximos passos

É comum ter mais dúvidas sobre o rastreamento de câncer de pulmão. Para saber onde obter respostas para suas perguntas, consulte o *Capítulo 8: Outros recursos*.

6

Próximos passos de tratamento para um nódulo parcialmente sólido

36 Nódulo pulmonar parcialmente sólido na primeira TCBD

37 Nódulo parcialmente sólido em TCBD posterior

39 Pontos importantes

39 Perguntas a fazer

Neste capítulo, você aprenderá sobre os próximos passos no plano de rastreamento de câncer de pulmão quando um nódulo pulmonar parcialmente sólido for identificado na primeira tomografia computadorizada de baixa dose (TCBD) ou no exame de acompanhamento. Um nódulo parcialmente sólido contém uma ou mais áreas mais sólidas do que o restante do nódulo.

Nódulo pulmonar parcialmente sólido na primeira TCBD

Se um nódulo parcialmente sólido for identificado na sua primeira TCBD, os próximos passos serão definidos com base no tamanho:

- de todo o nódulo;
- da parte sólida do nódulo.

Se houver vários nódulos parcialmente sólidos, o plano de tratamento será baseado no maior nódulo.

Você pode saber o que esperar quando um nódulo parcialmente sólido for identificado na primeira TCBD no **Guia 9**.

Nódulos com pequenas áreas sólidas

O rastreamento anual é recomendado se o nódulo tiver menos de 6 mm.

- A TCBD será agendada para 12 meses após o primeiro exame e, depois disso, a cada 12 meses, a menos que o nódulo apresente mudanças ou que o rastreamento deixe de ser indicado.

Guia 9
Nódulo parcialmente sólido: recomendações baseadas na primeira TCBD

Se o nódulo for menor que 6 mm	Você fará exames de TCBD anualmente.
Se o nódulo tiver 6 mm ou mais, com parte sólida de até 6 mm	Seu próximo exame de TCBD será em 6 meses.
Se o nódulo tiver 6 mm ou mais e apresentar parte sólida entre 6 mm e 8 mm	Você poderá realizar uma das seguintes opções: • Exame de TCBD em 3 meses • Exame PET/TC-FDG agora
Se a parte sólida do nódulo tiver 8 mm ou mais	Você poderá realizar um ou mais dos seguintes exames neste momento: • TC de tórax com contraste • Exame PET/TC-FDG

- O intervalo do exame anual pode ser ajustado caso você faça uma tomografia de dose padrão por outro motivo.

Se o nódulo tiver 6 mm ou mais, com uma parte sólida menor que 6 mm, você fará uma TCBD de acompanhamento em 6 meses. Esses nódulos precisam ser acompanhados com mais atenção do que os nódulos menores que 6 mm.

Os próximos passos após as TCBD anuais e de acompanhamento são explicados mais adiante neste capítulo.

Nódulos com grandes áreas sólidas

Após a primeira TCBD, nódulos de 6 mm ou maiores, com parte sólida entre 6 mm e até 8 mm, podem ser reavaliados em 3 meses com outra TCBD. Outra opção é realizar imediatamente uma PET/TC-FDG, em vez de aguardar o próximo exame.

A PET/TC é a combinação da tomografia por emissão de pósitrons (PET) com a tomografia computadorizada (TC). Um marcador radioativo, chamado FDG, é injetado na corrente sanguínea antes do exame de PET e se acumula em determinadas células (como células cancerígenas). Esse marcador faz com que as células cancerígenas apareçam mais brilhantes nas imagens. A PET/TC-FDG pode detectar câncer, inclusive em pequenas quantidades, e fornece imagens da maior parte do corpo. No entanto, pode não ser útil para nódulos que tenham uma porção sólida menor que 8 mm.

A próxima etapa para nódulos que apresentam uma parte sólida de 8 mm ou maior é fazer uma TC de tórax em dose padrão e contraste, uma PET/TC-FDG ou ambos os exames.

Após a tomografia de tórax ou a PET/TC-FDG, o rastreamento com TCBD será retomado em 3 meses, a menos que a equipe tenha forte suspeita de câncer de pulmão. Se houver forte suspeita de câncer de pulmão, será realizada a remoção de tecido do pulmão para análise.

Saiba mais sobre como o tecido é coletado para exames de câncer no *Capítulo 7: Testes para diagnóstico do câncer de pulmão*.

Nódulo parcialmente sólido em TCBD posterior

Sua equipe de tratamento irá comparar os resultados de todos os seus exames para decidir os próximos passos do seu plano de rastreamento. As recomendações são baseadas na presença de novos nódulos ou em mudanças nos nódulos identificados na sua primeira TCBD ou em exames anteriores.

Se um novo nódulo parcialmente sólido, medindo de pelo menos 4 mm até 6 mm, for encontrado em sua TCBD de acompanhamento ou anual, será indicada uma nova TCBD em 6 meses.

As recomendações de rastreamento para nódulos parcialmente sólidos já existentes, com base na TCBD de acompanhamento ou anual, estão resumidas no **Guia 10**.

Nódulo sem alterações

Se o nódulo encontrado na sua primeira TCBD não apresentou alterações, os próximos passos dependem do tamanho do nódulo e do tamanho da parte sólida. Seu próximo exame será uma TCBD em 12 meses se o nódulo for:

- menor que 6 mm;
- igual ou maior que 6 mm, com parte sólida de até 6 mm.

Se o nódulo for 6 mm ou maior e tiver uma parte sólida entre 6 mm e até 8 mm, pode ser indicada uma TCBD em 6 meses. Se o nódulo permanecer inalterado nesse exame de 6 meses, o acompanhamento seguirá com rastreamento anual. Uma segunda opção para nódulos maiores, com componentes sólidos entre 6 mm e até 8 mm, é realizar um exame PET/TC-FDG agora.

Após a PET/TC-FDG, o rastreamento com TCBD será retomado em 6 meses, a menos que a equipe tenha forte suspeita de câncer de pulmão. Se houver forte suspeita de câncer de pulmão, será realizada a remoção de tecido do pulmão para análise.

Saiba mais sobre como o tecido é coletado para exames de câncer no *Capítulo 7: Testes para diagnóstico do câncer de pulmão*.

Nódulo apresentou crescimento

Se o nódulo identificado na primeira TCBD cresceu ou desenvolveu uma nova parte sólida, os próximos passos serão definidos com base no tamanho do nódulo e da parte sólida:

- Se a parte sólida for menor que 4 mm, a próxima TCBD de acompanhamento será em 3 meses.
- Se a parte sólida for igual ou maior que 4 mm, será realizado um exame de TC, uma PET/TC-FDG ou ambos.

Guia 10
Nódulo parcialmente sólido: recomendações baseadas na TCBD de acompanhamento ou anual

Se o nódulo não tiver apresentado alterações e for pequeno ou tiver uma pequena parte sólida	Você fará exames de TCBD anualmente se o nódulo for: • menor que 6 mm; • de 6 mm ou mais, com uma parte sólida menor que 6 mm.
Se o nódulo não tiver apresentado mudanças, tiver 6 mm ou mais e apresentar componente sólido entre 6 mm e até 8 mm	Poderá ser indicado um dos seguintes exames: • Exame de TCBD em 6 meses • Exame PET/TC-FDG agora
Se a parte sólida do nódulo tiver crescido mais de 1,5 mm	Se o nódulo tiver 6 mm ou mais e a parte sólida for menor que 4 mm, seu próximo exame de TCBD será em 3 meses. Se a parte sólida do nódulo tiver 4 mm ou mais, você fará um ou ambos destes exames agora: • TC de tórax com contraste • Exame PET/TC-FDG

Após a TC de tórax, PET/TC-FDG ou ambas, o rastreamento com TCBD será retomado em 3 meses, a menos que a equipe tenha forte suspeita de câncer de pulmão. Se houver forte suspeita de câncer de pulmão, amostras do nódulo serão removidas do pulmão para análise laboratorial.

Saiba mais sobre como o tecido é coletado para exames de câncer no *Capítulo 7: Testes para diagnóstico do câncer de pulmão*.

Pontos importantes

- Nódulos parcialmente sólidos contêm uma ou mais áreas que são mais sólidas do que o restante do nódulo.
- Os próximos passos após a identificação de um nódulo pulmonar parcialmente sólido na sua primeira tomografia computadorizada de baixa dose (TCBD) baseiam-se no tamanho total do nódulo e no tamanho da parte sólida.
- Nódulos com partes sólidas menores geralmente são reavaliados por meio de nova TCBD. Nódulos com partes sólidas maiores costumam ser avaliados com TC de tórax, PET/TC-FDG ou biópsia.
- Na TCBD de acompanhamento ou anual, os próximos passos são definidos com base em mudanças no nódulo, no surgimento de um novo nódulo ou no crescimento do nódulo já existente.
- Quando houver suspeita de câncer, será necessário fazer uma biópsia.

Perguntas a fazer

- Quais são os resultados dos meus exames?
- Quais são os próximos passos no meu plano de rastreamento?
- Você pode me ajudar a agendar minha próxima consulta e enviar um lembrete?
- O plano de saúde vai cobrir meus exames?
- O que posso fazer se precisar de ajuda com transporte?

Próximos passos

É comum ter mais dúvidas sobre o rastreamento de câncer de pulmão. Para saber onde obter respostas para suas perguntas, consulte o *Capítulo 8: Outros recursos*.

7

Testes para diagnóstico do câncer de pulmão

41 Planejamento dos exames de câncer

41 Momento apropriado para os exames de câncer

41 Exames de câncer no dia da cirurgia

42 Tipos de biópsias

43 Resultados dos exames de câncer

44 Pontos importantes

44 Perguntas a fazer

Neste capítulo, você aprenderá sobre testes para diagnóstico do câncer de pulmão. Existem várias formas de remover tecido pulmonar para análise e o momento ideal para fazer os exames varia de pessoa para pessoa.

Planejamento dos exames de câncer

Quando sua equipe multidisciplinar suspeitar que um nódulo no pulmão pode ser câncer, será necessário remover amostras para análise. Os principais procedimentos utilizados são biópsia por agulha e biópsia cirúrgica. Esses procedimentos serão explicados nas próximas seções. Sua equipe fará um plano para a remoção das amostras com base:

- na dificuldade do procedimento;
- na sua segurança durante o procedimento;
- no melhor tipo de procedimento;
- no momento ideal para fazer o exame de câncer.

Momento apropriado para os exames de câncer

O momento apropriado para fazer os exames depende do tipo possível de tratamento do câncer e de outros fatores. Sua equipe sabe quais são as suas opções de tratamento, e você tomará decisões sobre como obter a amostra e planejar o tratamento, se necessário, junto com a equipe de tratamento. O **principal tratamento** para câncer de pulmão em fase inicial é:

- cirurgia, que remove parte do pulmão ou todo o pulmão, ou
- radioterapia ablativa estereotáxica, que utiliza radiação para destruir as células cancerígenas.

Se você for fazer radioterapia ablativa estereotáxica, os exames geralmente são feitos antes do início do tratamento.

Se você for passar por cirurgia, os exames de câncer às vezes são realizados durante a cirurgia. Entretanto, em alguns casos, é necessário obter uma amostra antes do dia da cirurgia, porque:

- o nódulo está no centro do tórax;
- sua equipe suspeita fortemente de uma doença diferente do câncer de pulmão;
- fazer os exames no dia da cirurgia seria difícil ou inseguro.

Exames de câncer no dia da cirurgia

No dia da cirurgia, o primeiro passo para detectar o câncer será uma biópsia ou excisão cirúrgica. Seu cirurgião conversará com você sobre isso antes do dia da cirurgia. A excisão cirúrgica remove o nódulo inteiro, enquanto a biópsia por agulha remove apenas amostras de tecido do nódulo.

- Sua equipe decidirá qual tipo de biópsia (descrita na próxima seção) é necessário antes do dia da cirurgia. Se for encontrado câncer, a cirurgia para remover todo o câncer será iniciada.
- Um método comum de excisão é a ressecção em cunha. Uma ressecção em cunha remove uma pequena parte do pulmão que inclui todo o nódulo. Se for encontrado câncer na amostra coletada, mais tecido do pulmão poderá ser removido.

Tipos de biópsias

Sua equipe decidirá qual tipo de biópsia será necessário. Essas decisões são parcialmente baseadas:

- na localização do nódulo;
- no tipo de tratamento do câncer que você irá receber;
- na necessidade de remover tecido suficiente para fazer vários tipos de exames.

Biópsia com agulha externa

Algumas biópsias são realizadas com uma agulha inserida através da pele até o nódulo. A punção aspirativa com agulha fina remove células do nódulo com uma agulha muito fina. A biópsia percutânea é feita com uma agulha ligeiramente maior, que remove amostras maiores ou agrupamentos de células com o uso de uma agulha oca.

Biópsia durante broncoscopia

A broncoscopia é um procedimento que permite que sua equipe observe o interior das vias respiratórias. A broncoscopia é, às vezes, utilizada para biópsia de nódulos pulmonares localizados no centro do tórax, como nódulos endobrônquicos.

Durante a broncoscopia, um dispositivo longo e fino é guiado pela sua garganta até suas vias respiratórias. Na ponta do dispositivo há uma pequena luz e uma câmera. Sua equipe irá visualizar as imagens da câmera em um monitor. O dispositivo também possui ferramentas especiais para remover amostras de tecido.

Biópsia cirúrgica

As biópsias cirúrgicas envolvem fazer uma ou mais aberturas no tórax para remover tecido. Com métodos minimamente invasivos, seu cirurgião insere os dispositivos através de pequenas incisões, permitindo ver o nódulo e remover amostras. A cirurgia aberta envolve a remoção de tecido por meio de uma única grande incisão, mas raramente é necessária apenas para uma biópsia.

Aspiração com agulha fina

Uma amostra de um nódulo pulmonar é removida com uma agulha.

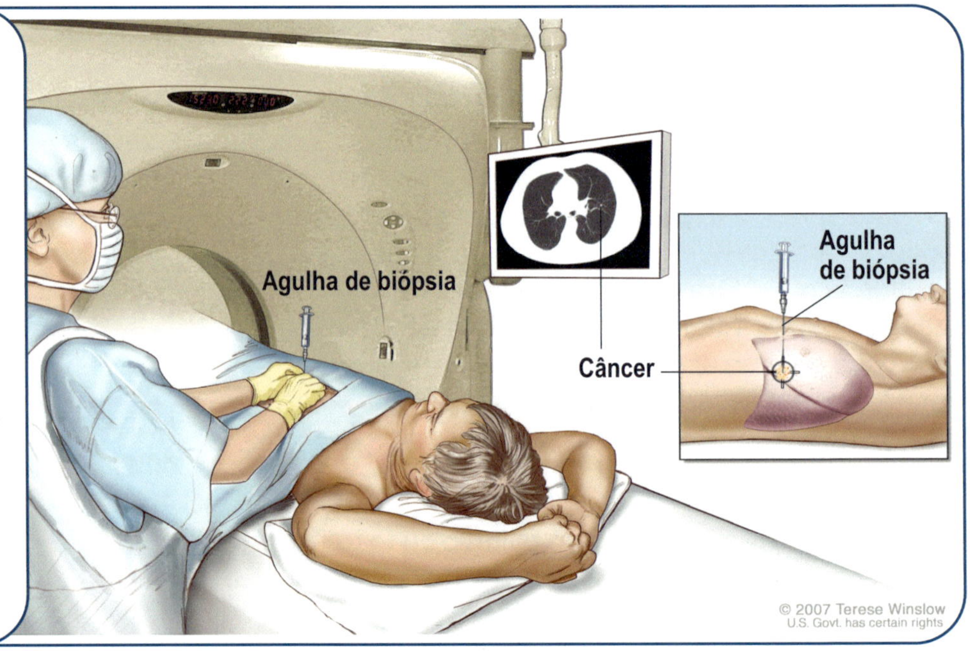

Resultados dos exames de câncer

Após o procedimento, um patologista examinará em um microscópio o tecido removido para determinar se ele é benigno (não é câncer) ou maligno (é câncer). Os resultados da biópsia estarão disponíveis em um laudo de patologia.

Nenhum câncer encontrado

Se não for encontrado câncer na amostra ou no tecido cirúrgico, recomenda-se rastreamento anual por tomografia computadorizada de baixa dose (TCBD).

- A TCBD será marcada para 12 meses após o último exame e a cada 12 meses subsequentes, desde que não haja sinais de câncer de pulmão e o rastreamento continue sendo útil.
- O intervalo do exame anual pode ser ajustado caso você faça uma tomografia de dose padrão por outro motivo.

Câncer encontrado

Se forem encontradas células cancerígenas na amostra da biópsia, sua equipe de cuidados médicos conversará sobre os tratamentos com você.

Você pode consultar as opções de tratamento recomendadas pelos especialistas da NCCN nas *NCCN Guidelines for Patients: câncer de pulmão de células não pequenas inicial e avançado localmente* e *NCCN Guidelines for Patients: câncer de pulmão de células pequenas*, disponível em NCCN.org/patientguidelines e no aplicativo NCCN Patient Guides for Cancer.

Se os resultados da biópsia não forem claros

Às vezes, uma amostra da biópsia não contém células suficientes para verificar a presença de câncer, ou células anormais são encontradas, mas podem não ser cancerígenas. Se isso acontecer, e sua equipe de tratamento suspeitar que o nódulo da biópsia é câncer, você poderá passar por um destes exames:

- Outra biópsia
- Excisão cirúrgica
- Uma TCBD em 3 meses

Mais informações sobre câncer de pulmão estão disponíveis em NCCN.org/patientguidelines e no aplicativo NCCN Patient Guides for Cancer.

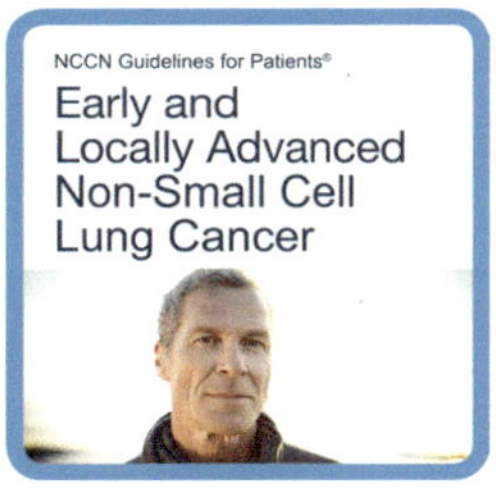

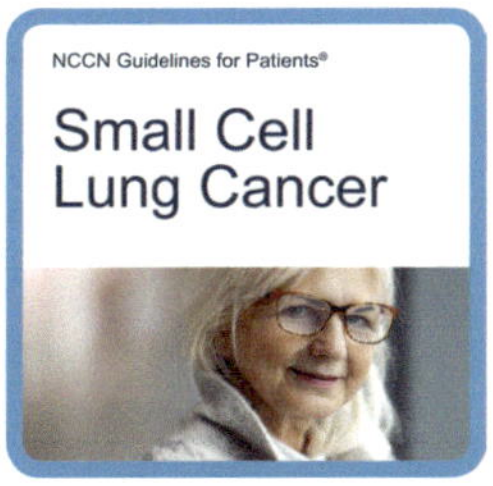

Pontos importantes

- Sua equipe de tratamento irá planejar qual tipo de biópsia (exame para câncer de pulmão) é mais adequado para você, com base nas suas necessidades.
- Se a sua equipe suspeitar fortemente de câncer de pulmão e você for fazer uma cirurgia, amostras do nódulo ou o nódulo inteiro serão removidos durante a cirurgia para análise.
- Um patologista examinará as amostras no microscópio para determinar se o tecido é benigno (sem câncer) ou maligno (com câncer).
- Quando não for encontrado câncer no nódulo pulmonar, recomenda-se rastreamento anual por tomografia computadorizada de baixa dose (TCBD).
- Se forem encontradas células cancerígenas na amostra da biópsia, sua equipe de cuidados médicos conversará sobre as opções de tratamento com você.
- Às vezes, os resultados da biópsia não são conclusivos. Nesses casos, sua equipe recomendará os próximos passos, caso acredite que a amostra possa indicar câncer.

Perguntas a fazer

- Como o tecido será removido do meu corpo para a realização dos exames de câncer?
- Por que este é o melhor procedimento para mim em comparação com as outras opções?
- Existem riscos associados ao tipo de procedimento que vou realizar?
- Quando e onde o procedimento será realizado?
- Como posso me sentir após o procedimento?

Próximos passos

É comum ter mais dúvidas sobre os exames de câncer de pulmão. Para saber onde obter respostas para suas perguntas, consulte o *Capítulo 8: Outros recursos*.

“Como sobrevivente de câncer de pulmão, aprendi a importância de defender meus próprios interesses e participar ativamente das decisões sobre o meu tratamento.”

8
Outros recursos

46 O que há mais para saber

46 O que mais fazer

47 Perguntas a fazer

Deseja saber mais? Veja onde obter mais ajuda.

O que há mais para saber

Este guia ajuda você a conhecer suas opções para que possa tomar decisões informadas e melhorar o seu tratamento oncológico. Contudo, não é o único recurso à sua disposição.

Peça todas as informações e o apoio de que você precisar. Muitas pessoas têm interesse em saber mais sobre:

- estadiamento e tratamento do câncer de pulmão;
- como lidar com o medo e a ansiedade relacionados aos exames de rastreamento do câncer de pulmão e aos resultados;
- como conversar com as pessoas que fazem parte da sua rede de apoio sobre a decisão de iniciar o rastreamento do câncer de pulmão;
- o que fazer se você apresentar possíveis sintomas de câncer de pulmão;
- formas de gerenciar fatores de risco relacionados ao estilo de vida associados ao câncer de pulmão.

O que mais fazer

Seu centro de tratamento pode ajudar você nas próximas etapas. Esses centros costumam oferecer recursos disponíveis no próprio local para ajudar a atender às suas necessidades e responder às suas dúvidas. Os centros de tratamento também podem informar você sobre recursos em sua comunidade.

Além do apoio da sua equipe de cuidados médicos, os recursos listados na próxima seção oferecem apoio para muitas pessoas em situações semelhantes à sua.

Onde obter ajuda

Veja a lista e acesse os sites informados para saber mais sobre essas organizações.

A Breath of Hope Lung Cancer Foundation
abreathofhope.org

American Lung Association
lung.org/lung-health-diseases/lung-disease-lookup/lung-cancer

CancerCare
cancercare.org

Cancer Hope Network
cancerhopenetwork.org

Caring Ambassadors Program, Inc.
lungcancercap.org

Free Me from Lung Cancer
freemefromlungcancer.org

Go2 Foundation for Lung Cancer
go2foundation.org

GRACE
cancergrace.org

Imerman Angels
Imermanangels.org

LiveLung (Dusty Joy Foundation)
dustyjoy.org

Lung Cancer Action Network (LungCAN)
lungcan.org

Lung Cancer Foundation of America
lcfamerica.org

Lung Cancer Research Foundation
lcrf.org

LUNGevity
lungevity.org

Triage Cancer
triagecancer.org

Perguntas a fazer

- Com quem posso conversar sobre moradia, alimentação e outras necessidades básicas?
- Que tipos de apoio estão disponíveis para cuidado infantil e assistência domiciliar?
- Como posso me conectar a outras pessoas e criar um sistema de apoio?
- Com quem posso falar se não me sinto seguro em casa, no trabalho ou em meu bairro?

Termos que você precisa conhecer

alvéolos
Pequenos sacos de ar localizados nas extremidades dos bronquíolos. É a partir deles que o oxigênio é transferido para o sangue.

benigno
Tecido que não contém células cancerígenas.

biópsia
Um procedimento que retira amostras para serem analisadas para identificar uma doença. Existem diferentes tipos de biópsias.

broncoscopia
Uso de um dispositivo longo e fino, com uma pequena luz e câmera na ponta. Ele é guiado pela traqueia até as ramificações das vias aéreas dos pulmões para visualizar ou remover amostras para biópsia.

brônquio
Cada pulmão possui um brônquio, uma via aérea frequentemente chamada de tubo respiratório, que conecta a maior via aérea, a traqueia, aos pulmões.

bronquíolos
As menores ramificações das vias aéreas, responsáveis por levar o ar para dentro dos pulmões e conduzi-lo para fora deles.

cálcio
O mineral mais comum encontrado nos tecidos do corpo. Alguns nódulos pulmonares contêm cálcio em padrões associados a doenças que não são câncer, incluindo tumores benignos.

cirurgião torácico
Médico especialista em cirurgias na região do tórax.

doença pulmonar obstrutiva crônica (DPOC)
Condição pulmonar que dificulta a respiração e inclui enfisema e bronquite crônica.

tomografia computadorizada (TC)
Exame que utiliza vários raios X para produzir imagens do interior do corpo. Às vezes, é utilizado contraste durante a realização da TC.

exame de acompanhamento
Utilizado para avaliar alterações identificadas em um exame de rastreamento e determinar se podem representar câncer.

exame de imagem
Exame que produz fotos (imagens) do interior do corpo.

fator de risco
Algo que aumenta a probabilidade de ter uma doença.

fibrose pulmonar
Condição que danifica o tecido nos pulmões.

gene
Instruções codificadas nas células para produzir novas células e controlar como as células se comportam.

infecção
Doença causada por germes.

inflamação
Vermelhidão, calor, dor e inchaço causados por lesão, infecção ou algumas doenças.

maços-ano
Medida que corresponde ao número de maços de cigarro fumados por dia multiplicado pelo número de anos de tabagismo.

maligno
Nódulos pulmonares que contêm células cancerígenas são considerados malignos.

nódulo em vidro fosco
Conjunto de células que forma uma área com aspecto embaçado nos pulmões.

nódulo pulmonar
Pequena área de tecido pulmonar anormal, medindo até 3 cm. Um nódulo pode ser classificado como sólido, não sólido ou parcialmente sólido.

patologista
Médico especialista em examinar células e tecidos em busca de doenças.

PET/TC-FDG
Exame que combina tomografia por emissão de pósitrons (PET) e tomografia computadorizada (TC), realizados ao mesmo tempo. Utiliza uma pequena quantidade de FDG (fluordesoxiglicose), um material radioativo, para detectar alterações no corpo em nível celular.

pneumologista
Um médico especialista em doenças pulmonares.

pulmões
Par de órgãos do corpo formados por vias aéreas e alvéolos. O pulmão esquerdo possui 2 partes chamadas lobos. O pulmão direito possui 3 lobos.

radiologista
Um médico especialista na interpretação de exames de imagem.

radiologista intervencionista
Um médico que interpreta exames de imagem e utiliza técnicas guiadas por imagem para realizar procedimentos minimamente invasivos de diagnóstico ou tratamento do câncer e de outras condições.

radiologista torácico
Médico especialista em interpretar exames de imagem relacionados às doenças pulmonares.

rastreamento de câncer
Uso de exames para detectar o câncer antes do aparecimento de sintomas.

sistema respiratório
Conjunto de órgãos responsável por captar o oxigênio e eliminar o dióxido de carbono do corpo.

tabagismo passivo
Fumaça inalada de forma involuntária, proveniente da respiração de outra pessoa que está fumando ou da queima de produtos derivados do tabaco.

tomografia computadorizada de baixa dose (TCBD)
Exame que utiliza uma quantidade menor de radiação do que a TC de tórax padrão para produzir imagens do interior do corpo. Esse exame pode ajudar a identificar sinais precoces de câncer de pulmão. A TCBD é o primeiro exame em um programa de rastreamento de câncer de pulmão.

traqueia
Via aérea que conduz o ar até os pulmões. Também conhecida como tubo respiratório. Alguns nódulos pulmonares podem ser encontrados no interior da traqueia.

Colaboradores da NCCN

Este guia do paciente se baseia nas NCCN Clinical Practice Guidelines in Oncology (NCCN Guidelines®) para Rastreamento de câncer de pulmão, versão 1.2026. Ele foi adaptado, revisado e publicado com a ajuda das seguintes pessoas:

Dorothy A. Shead, mestre em Ciências
Diretora sênior,
Operações de Informação do Paciente

Stephanie Levin
Escritora médica

Lisa Diehl
Diagramadora de Produção

As NCCN Clinical Practice Guidelines in Oncology (NCCN Guidelines®) para Rastreamento de câncer de pulmão, versão 1.2026 foram desenvolvidas pelos seguintes membros do NCCN Panel:

Dr. Douglas E. Wood, presidente
Fred Hutchinson Cancer Center

*Dra. Ella A. Kazerooni, MS/vice-presidente
University of Michigan Rogel Cancer Center

Dra. Denise R. Aberle
UCLA Jonsson Comprehensive Cancer Center

Dra. Angela C. Argento
Johns Hopkins Kimmel Cancer Center

Dr. Jonathan Baines, PhD
Mayo Clinic Comprehensive Cancer Center

Dr. Brian Boer, PhD
Fred & Pamela Buffett Cancer Center

Dra. Whitney Brandt
Siteman Cancer Center at Barnes-Jewish Hospital and Washington University School of Medicine

Dra. Lisa M. Brown, MAS
UC Davis Comprehensive Cancer Center

Dra. Jessica Donington, MSCR
The UChicago Medicine Comprehensive Cancer Center

*Dr. Georgie A. Eapen
The University of Texas MD Anderson Cancer Center

Dr. J. Scott Ferguson
University of Wisconsin Carbone Cancer Center

Dra. Lifang Hou, PhD, MS
Robert H. Lurie Comprehensive Cancer Center of Northwestern University

Dr. Donald Klippenstein
Moffitt Cancer Center

Dra. Ana S. Kolansky
Abramson Cancer Center University of Pennsylvania

Dr. Rohit Kumar
Fox Chase Cancer Center

*Dra. Lorriana E. Leard
UCSF Helen Diller Family Comprehensive Cancer Center

Dra. Ann N. Leung
Stanford Cancer Institute

Dr. Robert E. Merritt
The Ohio State University Comprehensive Cancer Center - James Cancer Hospital and Solove Research Institute

*Kim Norris
Lung Cancer Foundation of America

Dr. Mark Onaitis
UC San Diego Moores Cancer Center

Dr. Sudhakar Pipavath
Fred Hutchinson Cancer Center

Dr. Dan Raz, MAS
City of Hope National Medical Center

Dr. Chakravarthy Reddy
Huntsman Cancer Institute, University of Utah

Mary E. Reid, PhD
Roswell Park Comprehensive Cancer Center

Dra. Kim L. Sandler
Vanderbilt-Ingram Cancer Center

Dr. Jacob Sands
Dana-Farber/Brigham and Women's Cancer Center | Mass General Cancer Center

Matthew B. Schabath, PhD
Moffitt Cancer Center

Dra. Catherine R. Sears
Indiana University Melvin and Bren Simon Comprehensive Cancer Center

Jamie L. Studts, PhD
University of Colorado Cancer Center

Dra. Lynn Tanoue
Yale Cancer Center/Smilow Cancer Hospital

Dra. Amber L. Thacker
St. Jude Children's Research Hospital/ The University of Tennessee Health Science Center

Dra. Betty C. Tong, MHS
Duke Cancer Institute

Dr. William D. Travis
Memorial Sloan Kettering Cancer Center

*Dra. Qian Wang, MPH
Case Comprehensive Cancer Center/ University Hospitals Seidman Cancer Center and Cleveland Clinic Taussig Cancer Institute

Dr. Kenneth Westover, PhD
UT Southwestern Simmons Comprehensive Cancer Center

Dra. Aline Zouk
O'Neal Comprehensive Cancer Center, UAB

NCCN

Beth McCullough, enfermeira, BS
Coordenadora de Diretrizes

Swathi Ramakrishnan, PhD
Cientista Oncologista/Escritora Médica

* Revisaram este guia do paciente. Para divulgações, acesse NCCN.org/disclosures.

Centros de oncologia da NCCN

Para ver as informações de contato, acesse NCCN.org/cancercenters.

Abramson Cancer Center,
University of Pennsylvania
Filadélfia, Pensilvânia

Case Comprehensive Cancer Center/
University Hospitals Seidman Cancer Center and
Cleveland Clinic Taussig Cancer Institute
Cleveland, Ohio

City of Hope National Medical Center
Duarte, Califórnia

Dana-Farber/Brigham and Women's Cancer Center |
Mass General Cancer Center
Boston, Massachusetts

Duke Cancer Institute
Durham, Carolina do Norte

Fox Chase Cancer Center
Filadélfia, Pensilvânia

Fred & Pamela Buffett Cancer Center
Omaha, Nebrasca

Fred Hutchinson Cancer Center
Seattle, Washington

Huntsman Cancer Institute,
University of Utah
Salt Lake City, Utah

Indiana University Melvin and Bren Simon
Comprehensive Cancer Center
Indianápolis, Indiana

Johns Hopkins Kimmel Cancer Center
Baltimore, Maryland

Mayo Clinic Comprehensive Cancer Center
Phoenix/Scottsdale, Arizona
Jacksonville, Flórida
Rochester, Minnesota

Memorial Sloan Kettering Cancer Center
Nova York, Nova York

Moffitt Cancer Center
Tampa, Flórida

O'Neal Comprehensive Cancer Center, UAB
Birmingham, Alabama

Robert H. Lurie Comprehensive Cancer Center
of Northwestern University
Chicago, Illinois

Roswell Park Comprehensive Cancer Center
Buffalo, Nova York

Siteman Cancer Center, Barnes-Jewish Hospital
and Washington University School of Medicine
St. Louis, Missouri

St. Jude Children's Research Hospital/
The University of Tennessee Health Science Center
Memphis, Tennessee

Stanford Cancer Institute
Stanford, Califórnia

The Ohio State University Comprehensive Cancer Center –
James Cancer Hospital and Solove Research Institute
Columbus, Ohio

The UChicago Medicine Comprehensive Cancer Center
Chicago, Illinois

The University of Texas MD Anderson Cancer Center
Houston, Texas

UC Davis Comprehensive Cancer Center
Sacramento, Califórnia

UC San Diego Moores Cancer Center
La Jolla, Califórnia

UCLA Jonsson Comprehensive Cancer Center
Los Angeles, Califórnia

UCSF Helen Diller Family Comprehensive Cancer Center
San Francisco, Califórnia

University of Colorado Cancer Center
Aurora, Colorado

University of Michigan Rogel Cancer Center
Ann Arbor, Michigan

University of Wisconsin Carbone Cancer Center
Madison, Wisconsin

UT Southwestern Simmons
Comprehensive Cancer Center
Dallas, Texas

Vanderbilt-Ingram Cancer Center
Nashville, Tennessee

Yale Cancer Center/Smilow Cancer Hospital
New Haven, Connecticut

Observações

Índice

amianto 8, 10

biópsia 13, 27, 41–44

broncoscopia 42

câncer de pulmão de células não pequenas (CPCNP) 43

câncer de pulmão de células pequenas (CPCP) 43

doença pulmonar obstrutiva crônica (DPOC) 8, 11

fatores de risco 5, 8, 11

fibrose pulmonar 8, 11

grupo de risco 11–12

histórico de câncer 8, 10

maços-ano 11

nódulo 16, 19–23

nódulo não sólido 21, 32–33

nódulo parcialmente sólido 20, 36–37

nódulo sólido 21, 26–29

pneumologista 23

radiologista 5, 16–17, 19, 23

radônio 8–9

sintomas 5, 9, 12–13

tabagismo 8–9, 12

tabagismo passivo 8, 11

tomografia computadorizada de baixa dose (TCBD) 16, 19–23, 43

tomografia computadorizada (TC) 16–17, 22

tomografia por emissão de pósitrons com fluordesoxiglicose associada à TC (PET/TC-FDG) 23, 27–29, 36

Made in the USA
Monee, IL
05 November 2026

67382723R00033